Tc 45 9

HYGIÈNE PUBLIQUE.

Chauffage et ventilation des Hôpitaux.

ÉTUDE

DU SYSTÈME

DE CHAUFFAGE ET DE VENTILATION

ÉTABLI

Par M. le docteur VAN HECKE,

DANS L'UN DES PAVILLONS DE L'HÔPITAL BEAUJON,

BIBLIOTHÈQUE IMPÉRIALE IMPR

PAR

C. GRASSI,

Docteur en médecine, Docteur ès sciences, Pharmacien en chef
de l'Hôtel-Dieu, etc., etc.

PARIS,

J.-B. BAILLIÈRE ET FILS,

LIBRAIRES DE L'ACADÉMIE IMPÉRIALE DE MÉDECINE,
Rue Hautefeuille, 19,

ET JULES MASSON, LIBRAIRE,
RUE DE L'ANCIENNE-COMÉDIE.

1857.

EXTRAIT DES

Annales d'Hygiène publique et de Médecine légale, 2e série, 1857, tome VII. Journal rédigé par MM. Adelon, Andral, Boudin, Brierre de Boismont, Chevallier, Devergie, Gaultier de Claubry, Guérard, Kéraudren, Lassaigne, Mélier, Amb. Tardieu, Trébuchet, Villermé, publié depuis 1829, tous les trois mois, par cahiers de 250 pages avec planches. — Prix de l'abonnement par année, 18 francs; *franco* pour les départements, 21 francs.

A Paris, chez J.-B. Baillière et fils, 19, rue Hautefeuille.

Paris. — Imprimerie de L. MARTINET, rue Mignon, 2.

ÉTUDE

DU

SYSTÈME DE CHAUFFAGE ET DE VENTILATION

ÉTABLI

Par M. le docteur Van Hecke dans l'un des pavillons de l'hôpital Beaujon.

L'administration de l'assistance publique, dans le désir d'améliorer les conditions hygiéniques dans lesquelles vivent les malades, a déjà fait construire, dans plusieurs hôpitaux de Paris, des appareils de chauffage et de ventilation établis sur une grande échelle.

Pour entrer largement dans la voie du progrès, elle a fait appel aux lumières des ingénieurs français et étrangers.

Le chauffage par circulation d'eau et la ventilation par appel sont établis depuis longtemps déjà à l'hôpital Necker, dans l'un des pavillons de l'hôpital Beaujon, et l'hôpital La Riboisière nous présente encore ce même système fonctionnant en présence d'un autre appareil, dans lequel la ventilation par injection est produite par un agent mécanique, tandis que le chauffage résulte de l'emploi de la vapeur qui a servi à faire marcher la machine.

M. le docteur Van Hecke avait chauffé et ventilé, avec succès, plusieurs établissements publics à Bruxelles. M. le directeur de l'assistance publique, appréciant, avec justesse, ce qu'il y avait d'avantageux dans son système, a chargé M. Van Hecke d'installer un de ses appareils dans le pavillon n° 4 de l'hôpital Beaujon.

Une commission, composée de MM. Blondel, Trélat et moi, a été désignée pour examiner cet appareil qui fonctionne depuis plusieurs mois, et de voir s'il remplissait les conditions imposées au constructeur par le cahier des charges.

Ces conditions peuvent se résumer ainsi : pour le chauffage, maintien d'une température de 16 degrés dans les salles, quelle que soit la température extérieure ; pour la ventilation, renouvellement de l'air, à raison de 60 mètres cubes par heure et par lit.

Le pavillon n° 4 contient cinquante-huit malades, répartis dans trois salles superposées ; le volume d'air à déplacer était de 3,480 mètres cubes par heure.

Par des expériences faites cet été, la commission a constaté que M. Van Hecke a loyalement rempli les conditions du programme relatives à la ventilation ; il a même fait exécuter des travaux qui n'étaient pas exigés, et qui sont destinés à améliorer le bien-être des malades.

La commission a remis à la saison d'hiver, l'époque à laquelle elle donnerait son opinion sur le procédé de chauffage de M. Van Hecke.

Le but du travail de la commission a été rapidement atteint, puisqu'il se bornait à quelques mesures de volume d'air ; mais j'ai voulu pousser plus loin ces recherches, et faire une étude suivie de ce système de chauffage et de ventilation, afin de compléter le travail que j'ai fait l'année dernière à l'hôpital La Riboisière, sur cette importante question d'hygiène publique (1).

Le présent mémoire renferme les résultats de ces nouvelles études ; je donnerai d'abord la description de l'appareil, que je ferai suivre des faits qui résultent de mes expériences.

Le chauffage du pavillon n° 4 de l'hôpital Beaujon se fait au moyen d'un calorifère établi dans la cave. L'air arrive à ce calorifère par un conduit cylindrique de zinc de 75 centimètres de diamètre, qui, après avoir parcouru la cave horizontalement, se redresse, pour se continuer avec une cage verticale en maçonnerie qui vient s'ouvrir dans un jardin à 2 mètres environ au-dessus du sol. C'est là qu'a lieu la prise d'air.

Après avoir traversé les tubes du calorifère et s'y être échauffé,

(1) *Annales d'hygiène publique*, 1856, t. VI, p. 188, 472.

l'air pénètre dans un grand tuyau qui doit le distribuer aux trois salles superposées; mais avant d'y arriver, il passe sur une cuve pleine d'eau destinée à lui donner un degré d'humidité convenable. On voit par cette disposition que l'air qui doit pénétrer dans les salles est pris exclusivement dans le jardin sans se mélanger jamais à celui de la cave.

Au lieu de faire circuler l'air dans le calorifère, on peut l'envoyer aux salles par un trajet direct, qui est au conduit du calorifère ce que la corde est à son arc. A l'origine du conduit du calorifère existe un registre mobile destiné a donner à l'air telle ou telle direction, suivant que l'on veut le chauffer ou l'employer à la température extérieure. Le registre, en partie ouvert, peut même permettre le mélange de ces deux airs à températures différentes, et de modérer, par exemple, la chaleur d'une salle devenue momentanément trop forte.

Le conduit d'air vient, au milieu de la salle du rez-de-chaussée, s'ouvrir au niveau du sol, au centre d'un grand tambour en fonte ayant la forme d'un parallélipipède, dont les quatre faces verticales présentent des orifices garnis de portes à jour destinées à permettre l'entrée de l'air dans cette salle. Le tambour renferme des grilles sur lesquelles on peut placer le linge que l'on a besoin de chauffer, ou les boissons destinées aux malades.

Le conduit d'air débouche au niveau du sol par une ouverture circulaire de 75 centimètres de diamètre. Dans cette ouverture s'emboîte un tuyau vertical de 60 centimètres de diamètre, qui monte au premier étage; entre ces deux tuyaux existe donc un espace annulaire, qui permet à une partie de l'air de s'arrêter au rez-de-chaussée. L'air afférent se partage donc en deux parties : l'une pénètre au rez-de-chaussée, tandis que l'autre, continuant sa route verticale, s'engage dans le tuyau ascendant, et est destinée aux étages supérieurs. Un registre, que l'on peut régler au moyen d'un quart de cercle, permet de diminuer la section du conduit, et de faire varier le volume d'air que l'on destine aux divers étages. Si le registre était complétement fermé, tout l'air s'arrêterait au rez-de-chaussée; en l'ouvrant plus ou moins, on augmente à volonté l'air qui est destiné aux étages supérieurs.

Au premier étage existe une disposition analogue à celle du rez-de-chaussée : un registre permet d'arrêter pour cet étage un certain volume d'air, et de laisser passer le reste au deuxième étage, où la colonne ascendante n'existe plus, et où se trouve seulement un tambour en tout semblable à ceux des étages inférieurs.

L'air neuf, qui sert au chauffage et à la ventilation, pénètre donc par la partie centrale des salles. Il y entre par des orifices fort larges qui ne lui permettent pas de prendre une grande vitesse, et de produire ainsi des courants désagréables.

L'air, qui a séjourné dans les salles, s'en échappe par quatre canaux d'évacuation situés dans les angles. Ce nombre de canaux est, à mon avis, trop restreint; mais le pavillon étant déjà construit quand on y a adapté ce système de ventilation, on a évité d'en mettre un plus grand nombre qui auraient entraîné beaucoup de frais, exigé de creuser les murs, ou de placer en relief des canaux qui auraient produit dans les salles un effet désagréable à l'œil.

Les trois canaux qui sont à chaque angle, et qui correspondent aux trois salles, sont juxtaposés, et montent verticalement pour arriver au grenier où ils débouchent dans un conduit horizontal de zinc, qui court dans la moitié de la longueur de la pièce. Ces quatre conduits se réunissent dans un tambour placé au centre, et surmonté de la cheminée d'évacuation, cylindre de zinc de 75 centimètres de diamètre. Aux points d'intersection des canaux venant des salles et des conduits du grenier, se trouvent placés des registres qui permettent d'en faire varier les ouvertures, et de régler, par conséquent, le tirage qui a lieu dans les diverses salles.

L'air des salles, qui s'échappe en grande partie par les quatre canaux d'évacuation dont je viens de parler, trouve encore une autre issue dans les lieux d'aisances. Cette ouverture, placée à la partie supérieure de la pièce, communique aussi avec le canal du grenier. L'air de la salle entrant par une ouverture, au bas de la porte des cabinets, monte vers l'orifice d'évacuation en balayant l'atmosphère, et emportant avec lui toute odeur. La ventilation ne se fait pas par la partie inférieure des cuvettes comme à La Riboisière ; l'orifice des lieux reste fermée, et la ventilation porte exclusivement sur l'atmosphère de la pièce. Cette ventilation suffit parfaitement, et je dois dire que, dans aucun hôpital je n'ai trouvé de lieux d'aisances aussi complétement dépourvus d'odeur que ceux du pavillon n° 4 de l'hôpital Beaujon.

Pour terminer ce qui est relatif à l'introduction et à la sortie de l'air, il me reste à parler d'une source d'air pur, regardée comme accessoire, mais qui a cependant son importance.

Au rez-de-chaussée, à l'entrée de la cave, se trouve une petite machine à vapeur dont je parlerai bientôt. Le tuyau de fumée du fourneau, réuni à celui du calorifère, est entouré d'un coffre concentrique dont l'extrémité inférieure communique librement à l'extérieur, où il puise de l'air pur par son orifice ouvert dans le jardin. Cet air circule dans l'espace annulaire, autour du tuyau de fumée contre lequel il s'échauffe en se dirigeant vers le haut de l'édifice. Ce conduit d'air est situé dans l'épaisseur du mur qui sépare les salles de la cage de l'escalier. A chaque étage il présente trois orifices : l'un s'ouvrant dans la salle, l'autre sur l'escalier, et le troisième dans la chambre à deux lits.

Ces orifices ouverts livrent passage à l'air chaud pendant l'hiver; en été on le laisse monter à la partie supérieure de l'édifice où il se dégage. Cependant M. Van Hecke a voulu utiliser cet air chaud en le faisant pénétrer dans le grenier disposé en séchoir.

Quand l'orifice supérieur de cette gaîne d'air est fermé, comme cela a lieu en hiver, l'air chaud se répand dans les salles et dans l'escalier dont il maintient la température. En été, quand l'orifice supérieur est librement ouvert, le tuyau de fumée fait appel sur l'air des salles, et produit ainsi un surcroît de ventilation.

Telle est la canalisation générale qui sert au trajet de l'air pris dans le jardin, et s'échappant, en définitive, par la cheminée commune. Occupons-nous maintenant du moteur.

J'ai dit qu'il y avait, à l'entrée de la cave, une petite machine à vapeur. Elle est destinée à mettre en mouvement un ventilateur que M. Van Hecke avait primitivement placé à la partie supérieure de canalisation dans la cheminée du grenier. Une courroie transmet le mouvement du rez-de-chaussée au grenier, et le ventilateur produit alors un appel de l'air des salles. L'appareil de M. Van Hecke donnait donc une ventilation par appel produite par un agent mécanique. Depuis son installation, il a reçu une addition importante. M. Van Hecke a placé un second ventilateur identique avec le premier dans le conduit porte-vent inférieur, à l'origine de la colonne d'air située dans la cave. En mettant ce ventilateur en communication avec la machine, il pousse dans les salles l'air qu'il aspire au dehors, et donne ainsi une ventilation par injection analogue à celle que produit l'appareil de MM. Thomas et Laurens à l'hôpital La Riboisière.

L'appareil est donc disposé de telle sorte que l'on peut, à volonté, ventiler par appel en mettant en mouvement le ventilateur supérieur, ou bien par injection en faisant communiquer la machine avec le ventilateur placé à la partie inférieure. Ce changement de système se fait par un simple changement de la courroie qui transmet le mouvement, opération qui s'effectue très facilement, et n'exige que quelques minutes.

Cette particularité donne un grand intérêt à l'appareil, puisqu'elle permet d'étudier la valeur relative des deux modes de ventilation effectués dans des conditions identiques, et d'adopter pour telle ou telle saison celui que l'expérience aura montré être préférable.

Le ventilateur de M. Van Hecke se compose de deux palettes fixées à deux tiges implantées perpendiculairement à l'axe de rotation, et inclinées de 50 à 60 degrés. Une particularité qui distingue ce ventilateur, c'est que l'inclinaison des palettes n'est pas constante; elle varie avec la rapidité du mouvement de rotation.

Le bouilleur de la machine chauffe l'office du rez-de-chaussée, où sont disposées des bassines pleines d'eau, des bassines à cataplasmes et une étuve pour le linge Une partie de la vapeur qui a servi à faire marcher la machine est envoyée aux étages supérieurs, où elle chauffe l'eau nécessaire aux besoins des malades ; mais la plus grande partie de la vapeur est maintenant perdue, tandis qu'elle pourrait être très utilement employée.

Une chose importante, à mon avis, dans tout système de ventilation, est un appareil qui permette d'en constater l'effet à un moment donné. L'anémomètre ordinaire peut toujours servir pour atteindre ce but; mais son emploi demande une habitude des manipulations et des soins particuliers qu'on ne peut pas raisonnablement exiger d'un employé ordinaire de l'administration. La question se simplifie dans l'appareil de MM. Thomas et Laurens, car il suffit, pour avoir une mesure exacte de la ventilation, de compter le nombre de coups de piston que donne la machine pendant une minute. La ventilation étant connue pour une certaine vitesse de la machine, d'après les expériences contenues dans mon mémoire, il suffit d'une simple proportion pour calculer le volume d'air qui correspond au moment où l'on fait une observation. Pour faciliter encore cette vérification, j'ai proposé d'adapter à la machine un compteur, qui ferait connaître le nombre de coups de piston donnés dans un certain temps, et par suite le volume d'air envoyé dans les salles.

M. Van Hecke a résolu le même problème, d'une manière complète et très satisfaisante, au moyen d'un anémomètre placé dans la cheminée d'évacuation, ou dans le conduit porte-vent. Cet anémomètre est formé de deux ailes métalliques inclinées de 55 degrés sur l'axe de rotation. Comme elles ont une longueur presque égale au rayon du conduit dont elles embrassent toute la section, elles prennent une vitesse en rapport avec la moyenne des vitesses des diverses veines fluides qui composent la colonne d'air. Quand on opère avec un anémomètre ordinaire qui n'a qu'une petite section, il faut chercher par expérience le point où on doit le placer pour obtenir une vitesse moyenne. Avec le grand anémomètre de M. Van Hecke, rien de semblable n'a lieu, parce que ses ailes reçoivent simultanément l'action de toutes les veines fluides. Cet instrument est placé dans une tranche cylindrique de même diamètre que la cheminée dont elle fait partie, et qui peut être enlevée ou remise en place avec la plus grande facilité. L'axe de l'anémomètre fait marcher un compteur, qui indique le nombre de révolutions effectuées dans un temps donné, et permet ainsi d'évaluer le volume d'air débité, quand on connaît celui qui correspond à une révolution.

Le compteur présente quatre cadrans, A, B, C, D, ayant chacun cent divisions; chaque division du cadran A correspond à un tour de l'axe de l'anémomètre : une révolution complète de ce cadran donne une division du cadran B, et ainsi de suite. L'instrument peut donc marquer 100,000,000 de tours, et marcher plus d'une année sans perdre l'indication. Quand on veut faire une observation, on commence par inscrire l'indication des cadrans dans l'ordre D, C, B, A sur un tableau porté par le compteur lui-même. On laisse ensuite marcher l'appareil pendant quelques heures, quelques jours ou plusieurs mois, et, au bout du temps voulu, on fait une nouvelle lecture des cadrans. La première observation retranchée de la deuxième indique le nombre de révolutions, qu'il suffit de multiplier par le volume d'air correspondant à un tour pour avoir le volume total d'air débité.

L'idée de la construction de ce compteur n'est pas nouvelle, sans doute ; mais l'application au cas qui nous occupe est heureuse, parce qu'elle donne à l'administration un moyen facile de contrôle. On verra dans la suite de ce mémoire, que je me suis souvent servi des indications de ce compteur.

M. Van Hecke a encore adapté à son appareil un petit instrument destiné à donner immédiatement, sans calcul et par un simple coup d'œil, une idée de l'état de la ventilation, à un moment quelconque. Un de ces instruments est placé dans la cheminée auprès du ventilateur et de l'anémomètre. Il se compose d'un disque métallique très léger, mobile autour d'un de ses diamètres et équilibré par un contrepoids. Lorsque l'air est en repos dans la colonne, le disque est horizontal; sous l'influence d'un courant il est dévié de sa position, et s'en écarte plus ou moins suivant l'intensité du courant, jusqu'au point de devenir vertical sous l'influence d'une certaine vitesse qui dépend de la mobilité du disque. Pour un même appareil, la sensibilité peut être modifiée en faisant varier la position du contre-poids sur la tige qui lui sert de levier.

Les oscillations du disque se communiquent au moyen d'un cordon et de mouvements de sonnette à des aiguilles mobiles, sur des cadrans placés aux divers étages. Il est clair que les oscillations du disque, et, par suite, les mouvements des aiguilles, ne donnent pas les volumes d'air qui passent dans le conduit : ils indiquent seulement la vitesse actuelle du courant d'air ; mais comme ces vitesses sont liées aux volumes, on comprend que la graduation des cadrans puisse être faite de manière à indiquer les volumes d'air au lieu d'indiquer seulement les vitesses.

M. Van Hecke a gradué ses cadrans d'une manière approximative, et sans faire de mesures exactes, de sorte que leurs indications n'ont qu'une valeur relative.

On verra plus loin les expériences que j'ai faites pour tirer de ces cadrans le meilleur parti possible.

Pour compléter la description de ce système de chauffage et de ventilation, il me reste à parler d'un appareil qui n'est pas encore établi, et que M. Van Hecke fait construire pour le placer dans le conduit en maçonnerie qui de la cave va puiser l'air dans le jardin. Cet appareil est destiné à refroidir en été l'air qui doit être envoyé dans les salles. Il se compose de deux cylindres placés horizontalement, l'un au-dessus de l'autre, à une distance de 1m,50. Sur l'axe du cylindre supérieur se trouve une poulie destinée à recevoir le mouvement de l'arbre moteur. Le cylindre inférieur plonge dans un bac rempli d'eau que l'on peut prendre à la température d'un puits ; ou refroidir artificiellement par l'addition de morceaux de glace, si cela devient nécessaire. Des lisières ou des cordes sans fin vont de l'un à l'autre de ces cylindres, qui tournent simultanément.

L'air qui circule dans le conduit est forcé de passer sur ces lisières toujours mouillées, et peut prendre ainsi une température beaucoup plus basse que celle qu'il présente au dehors.

Je passe maintenant à l'étude que j'ai faite de ce système de chauffage et de ventilation.

Graduation de l'anémomètre de M. Van Hecke. —Les anémomètres ordinaires ont une formule qui lie le nombre de tours de l'axe des ailettes avec la vitesse du courant d'air ; de sorte que cette vitesse se déduit, par le calcul, de l'observation du nombre de tours faits pendant un temps donné ; la vitesse étant ainsi connue, pour avoir le volume d'air mis en mouvement dans un conduit, il suffit de multiplier la vitesse par la section du conduit.

L'anémomètre de M. Van Hecke n'a pas de formule ; il fallait donc avant tout déterminer par expérience le volume d'air qui correspond à un certain nombre de tours de l'axe des ailettes ou à un tour, par exemple.

Ces expériences ont été faites dans une des salles de l'Hôtel-Dieu, dans laquelle l'air était aussi tranquille que possible.

L'anémomètre est placé dans un cylindre qui se détache sous forme de tranche du conduit porte vent. Ce cylindre était porté par deux personnes, la base étant maintenue verticale, et par suite l'axe des ailettes bien horizontal. Ces deux personnes partant d'une des extrémités de la salle, en parcouraient toute la longueur, et on lisait après chaque parcours le nombre de tours des ailettes, indiqué sur le compteur. Il est clair que l'air qui passe ainsi dans l'anémomètre peut être considéré comme un cylindre ayant pour base la section du tuyau, et pour hauteur l'espace parcouru ou la longueur de la salle : le volume de ce cylindre d'air étant ainsi connu, il suffit de le diviser par le nombre de révolutions, pour avoir le volume d'air qui correspond à chacune d'elles.

J'ai choisi pour ces expériences une salle de 76 mètres de longueur. Un grand parcours était en effet nécessaire pour annuler les petites causes d'erreur qui pouvaient se produire au moment du départ, lorsque les ailes commencent à tourner. L'expérience m'a démontré que des essais faits sur un parcours de 18 mètres donnaient, par suite de cette cause d'erreur, des nombres assez éloignés de la vérité. J'avais aussi le soin de parcourir la salle dans les deux directions opposées, afin de détruire l'influence que pouvait avoir l'agitation très faible de l'air.

Dans un assez grand nombre d'essais, en faisant varier la durée du parcours de 22 à 45 secondes, le nombre de révolutions n'a varié que de 70 à 74. La moyenne de toutes ces expériences est de 72 révolutions.

Le diamètre du cylindre de l'anémomètre étant $74^{c},5$, et la longueur de la salle 76 mètres, le volume d'air pour 72 révolutions est de $33^{m.c.},136$. C'est-à-dire que le volume d'air qui correspond à une révolution de l'anémomètre est de $0^{m.c.},46$.

Ventilation naturelle.

L'anémomètre de M. Van Hecke étant gradué, et son compteur pouvant conserver l'indication des révolutions exécutées dans un temps plus ou moins long, il m'a permis d'étudier la question intéressante de la ventilation naturelle. Sous ce nom, je désigne la ventilation qui se produit sans le secours d'un agent spécial, et sous la seule influence de la différence des températures intérieure et extérieure.

J'ai adopté ce nom de *ventilation naturelle*, parce qu'elle répond au repos complet de l'agent mécanique, et qu'il fait bien comprendre ce dont je veux parler, quoiqu'il ne soit pas parfaitement exact. En effet, la différence de température qui produit la ventilation résulte non-seulement de la clôture des salles et de la réunion des malades, cas dans lequel elle est bien réellement naturelle; mais encore dans certains moments de l'action du calorifère. Il faut remarquer, en outre, que les circonstances que présente le pavillon qui nous occupe sont parfaitement disposées pour favoriser la ventilation naturelle ; car l'air peut entrer non seulement par les joints des portes et des croisées comme dans les salles non ventilées, mais encore par le conduit inférieur largement ouvert ; il peut ensuite sortir librement par les canaux d'évacuation qui lui donnent une issue facile.

L'anémomètre, muni de son compteur, a été placé dans la cheminée, et l'on a relevé chaque jour à 6 heures du matin et à 6 heures du soir l'indication des cadrans. Ces observations ont fait connaître le nombre de révolutions effectuées dans les 12 heures de jour, quand la machine fonctionne, et dans les 12 heures de nuit, pendant le repos de l'agent mécanique, sous l'influence de la ventilation naturelle.

Ces observations ont été commencées le 6 septembre, et sont faites depuis, régulièrement tous les jours, par M. l'économe de l'hôpital Beaujon. Du 6 septembre au 28 octobre, les salles n'ont pas été chauffées. Comme on devait s'y attendre, la ventilation de nuit a été variable, et d'autant plus forte que la température extérieure était plus basse, celle des salles restant toujours à peu près à 16 degrés.

Ainsi pour une température extérieure de 13 degrés en moyenne, il passait dans la cheminée 11 mètres cubes d'air par heure et par malade.

Pour une température extérieure de 7 degrés, la ventilation naturelle était de 23 mètres cubes.

Le 28 octobre on commence à chauffer les salles; le feu du calorifère est alimenté jusqu'à dix heures du soir, et l'on voit la ventilation arriver à 25 mètres cubes du 28 octobre au 8 novembre.

Pendant les nuits des 2 et 3 décembre, où la température extérieure est descendue au-dessous de zéro, la ventilation a dépassé 35 mètres cubes.

La marche générale de ces résultats pouvait être prévue; mais je ne m'attendais pas à trouver une ventilation aussi énergique pour une température extérieure voisine de zéro.

Pour des températures extérieures peu différentes de celles des salles, la ventilation est très faible; elle serait très probablement à peu près nulle en été.

Quand elle n'atteint que 15 mètres cubes par heure et par lit, on constate dans les salles une mauvaise odeur sensible.

Depuis que l'on chauffe, la ventilation atteignant 25 mètres cubes, l'odeur ne se produit plus. Il ne faudrait pas en conclure qu'une ventilation de 25 mètres cubes est suffisante en général; elle ne suffit que pour un temps limité. A six heures du soir, au moment où l'on arrête la machine, l'air de la salle, ventilée pendant le jour à raison de 60 mètres cubes par heure et par lit, est parfaitement pur. Son volume est d'environ 750 mètres cubes, soit 38 mètres cubes par lit ; la ventilation naturelle, continuant à raison de 25 mètres cubes, introduit dans la salle 500 mètres cubes d'air neuf par heure, c'est-à-dire les deux tiers du cube total ; la viciation de l'air ne peut donc augmenter que très lentement, et l'on conçoit que l'odeur ne soit pas encore désagréable au bout de quelques heures.

Mais l'effet de cette viciation de l'air devient très manifeste, quand les circonstances initiales de six heures du soir ne sont pas aussi favorables. Quand, par exemple, la machine ne marche pas dans le jour, la viciation commencée se continue pendant la nuit, malgré la même ventilation naturelle, et l'odeur devient bientôt très sensible, comme l'ont remarqué les religieuses et les personnes qui entrent la nuit dans les salles.

La ventilation naturelle, nulle en été, assez grande en hiver, ne peut cependant suffire pendant la nuit, que lorsqu'elle succède à une ventilation énergique effectuée pendant le jour.

Au reste, le pavillon n° 3, qui est chauffé par un calorifère comme le pavillon n° 4, et se trouve placé dans les mêmes conditions, vient à l'appui de ma conclusion ; ses salles présentent le jour, et surtout la nuit, une odeur forte et désagréable.

Mais ces observations prouvent encore que, lorsque la ventilation de jour a placé les salles dans de bonnes conditions, il suffit, pour les maintenir pendant la nuit, même en été, de produire une ventilation peu intense de 25 mètres cubes, par exemple, par heure et par malade. Cet effet pourrait être facilement obtenu par un moteur à contre-poids, que l'on remonterait le soir quand on arrêterait la machine, et qui ferait marcher le ventilateur pendant la nuit.

On se passerait ainsi pendant douze heures de l'emploi de la machine, et l'on éviterait une partie de la dépense.

Avec l'appareil tel qu'il est actuellement et sans addition, on pourrait obtenir un meilleur résultat. Tout en conservant le même nombre d'heures de travail de la machine, on pourrait le diviser en deux parties : l'une commençant le matin de meilleure heure, et l'autre finissant plus tard le soir de manière à diminuer la durée du repos de nuit, et à la remplacer par un égal repos au milieu de la journée.

Ventilation par injection.

Je vais maintenant exposer les expériences que j'ai faites pour apprécier les effets de la ventilation *mécanique*. Comme je l'ai déjà dit dans la description de l'appareil, la machine peut faire marcher le ventilateur placé dans le conduit de la cave, et ventiler par *injection ;* ou bien mettre en mouvement le ventilateur de la cheminée, et produire la ventilation par *appel.* Je parlerai successivement de ces deux modes de ventilation, et je décrirai ensuite des expériences destinées à montrer leur valeur relative.

Une première série de mesures a été faite pour déterminer les volumes d'air poussés par le ventilateur marchant à différentes vitesses. Ces volumes sont mesurés par l'anémomètre de M. Van Hecke placé en avant du ventilateur.

Le calorifère est allumé, la température extérieure est de 5°,5, celle de la salle 16 degrés, et celle de l'air qui arrive par le calorifère 34 degrés. Voici les résultats obtenus :

Coup de piston par minute.	Volume d'air injecté en 1 heure.	Volume par heure et par malade.
0	1221 m. c.	21,0 m. c.
41	2428	41,8
42	2532	43,6
44	2629	45,3
46	2802	48,3
47	2898	49,9
49	2980	51,3
54	3036	52,3
60	3374	58,2
65	3620	62,4
72	3994	68,8
79	4243	73,1
87	4498	77,5
91	4719	81,3

Ce tableau montre que la machine marchant avec une vitesse de soixante-cinq coups de piston par minute, qui est plutôt au-dessous qu'au-dessus de sa vitesse normale, injecte dans les salles un volume d'air de 62 mètres cubes, supérieur, par conséquent, à ce qui était exigé par le cahier des charges.

On voit aussi que le volume d'air augmente régulièrement avec la vitesse de la machine, et que jusqu'à soixante coups de piston, ce nombre correspond à peu près au nombre de mètres cubes qui entre dans les salles par heure et par lit. Cette coïncidence permet une vérification facile de l'état de la ventilation, car il suffit, pour s'en faire une idée assez approchée, de compter pendant une minute le nombre des coups de piston de la machine.

Au-dessus de soixante coups de piston par minute, le volume d'air n'augmente pas aussi rapidement, ce qui tient probablement à ce que dans les grandes vitesses il y a un glissement de la courroie qui communique le mouvement au ventilateur, et plus de résistance à l'introduction.

Malgré ces différences, on peut admettre que le volume d'air injecté est proportionnel au nombre de coups de piston, quand les vitesses observées ne sont pas très différentes, comme cela aura toujours lieu. En effet, en calculant le volume d'air relatif à 49 coups de piston, proportionnellement à celui de 41, on trouve, à 1/50e près, le volume donné par l'observation. Les volumes relatifs à 54 et à 72 coups de piston sont encore exactement proportionnels. On pourra donc, sans erreur, se servir de ce rapport pour constater l'état de la ventilation.

Dans cette série d'expériences, j'avais placé entre l'anémomètre de M. Van Hecke et le ventilateur un anémomètre ordinaire, afin de comparer les indications des deux instruments. L'anémomètre de M. Combes, placé au tiers du rayon au-dessus du centre, m'a toujours donné des indications trop faibles. Supposant qu'il était influencé par la présence de l'anémomètre Van Hecke, j'ai enlevé celui-ci, et le nombre de révolutions de l'anémomètre Combes a changé de 1485 à 1972 pour la même position dans le conduit et la même vitesse de la machine.

L'anémomètre ordinaire, seul, dans le conduit, a été placé en divers points du rayon. Voici les nombres de révolutions obtenus dans une minute par 70 coups de piston de la machine :

1° Anémomètre à un tiers du rayon au-dessus du centre. 1952.
2° — au centre. . . . . 1958.
3° — à un tiers du rayon au-dessous du centre. 2522.
4° — aux deux tiers du rayon au-dessous du centre. 2022.

Ces nombres très différents les uns des autres prouvent qu'il serait fort difficile de trouver une position dans laquelle l'anémomètre indiquerait une vitesse moyenne. Ces irrégularités dans les vitesses des diverses veines fluides qui composent la colonne d'air tiennent sans doute à ce que le conduit porte-vent présente deux coudes à angle droit, à une petite distance du point où est placé le regard destiné à l'anémomètre et justifient l'emploi exclusif que j'ai fait de l'anémomètre Van Hecke dans ce point du canal. Cet instrument dont les ailes ont presque la longueur du rayon et qui embrassent ainsi toute la section du conduit, ne présentent pas l'inconvénient d'un anémomètre qui n'occupe qu'une très petite partie de la section. Il donne toujours la vitesse moyenne des diverses veines fluides.

Dans la cheminée, le même inconvénient ne se présente pas ; les différentes veines ont des vitesses moins variables et l'on peut facilement trouver un point où l'anémomètre de M. Combes donne une vitesse moyenne, et par suite une mesure exacte du volume d'air.

Dans les séries d'expériences qui suivent, j'ai eu pour but de déterminer les volumes d'air qui entrent dans les trois salles superposées, ceux qui en sortent par les canaux d'évacuation, et de les comparer d'une part avec ceux qui entrent par le conduit porte-vent inférieur et, d'autre part, avec ceux qui s'échappent par la cheminée centrale d'évacuation.

L'air pur que le ventilateur aspire dans le jardin circule dans le calorifère, s'échauffe et s'engage dans le conduit qui le porte aux diverses salles. Ce conduit interrompu au niveau du sol du rez-de-chaussée laisse pénétrer une partie de l'air dans cette salle. Il renaît à une petite distance, arrive au premier étage où existe une nouvelle interruption. L'air qui ne s'arrête pas dans cette salle, monte enfin au deuxième étage.

L'air arrivant au niveau du sol, débouche dans un tambour qui le verse dans la salle par quatre ouvertures de 37 centimètres de côté.

Pour mesurer l'air qui entre par ces ouvertures, j'ai fait construire un tuyau en zinc, qui s'adaptait sur leur contour et dans lequel je plaçais l'anémomètre à ailes métalliques qui m'a servi pour les expériences faites à La Riboisière. Sa formule est : $V = 0,205 + 0,105\ n$.

Dans le calcul de la vitesse, je tenais compte de la température de l'air. L'air neuf entre encore dans chaque grande salle par un orifice placé sur le mur qui sépare la salle de la cage de l'escalier.

Pour le rez-de-chaussée, cet air vient directement du calorifère ; mais pour les deux autres étages, il est puisé au dehors par un orifice spécial et s'échauffe, comme je l'ai dit, au contact du tuyau de fumée. Cette prise d'air fournit aussi une bouche d'air chaud aux petites chambres à deux lits annexées aux salles du premier et du deuxième étage.

L'air neuf arrive donc à chaque étage, par six ouvertures, sans compter celle de l'escalier que je tenais fermée pendant mes expériences. Les mesures étaient faites sur ces six ouvertures.

L'air sort de la salle : 1° par les quatre canaux d'évacuation placés aux angles ; 2° par un orifice placé dans les lieux d'aisances ; 3° enfin par un canal situé dans la chambre à deux lits.

J'ai fait les mesures dans ces six canaux au moyen de l'anémomètre dont la formule est : $V = 0,135 + 0,076\ n$, lorsque n est plus petit que 15, et $V = 0,1415 + 0,076\ n$, pour des valeurs de n supérieures à 15.

BIBLIOTHÈQUE IMPÉRIALE

L'anémomètre Van Hecke était placé dans le conduit porte-vent inférieur. Je prenais les indications du compteur, au commencement et à la fin des mesures faites dans chaque salle et je connaissais ainsi le volume d'air injecté pendant la durée de l'expérience ; de même, après les déterminations faites dans chaque salle, je mesurais le volume d'air sortant par la cheminée centrale.

Voici les éléments qui entrent dans le calcul des expériences ; toutes les sections sont exprimées en fractions du mètre carré.

Section du tuyau de zinc adapté aux ouvertures du tambour central. . . . . 0,0678 m. c.
Section de l'orifice d'entrée situé sur la paroi de la salle. 0,0361
Section de l'orifice d'entrée dans la chambre à deux lits. 0,0484
Section des canaux d'évacuation du rez-de-chaussée. . 0,084
Section des canaux d'évacuation du 1er étage. 0,0673
Section des canaux d'évacuation du 2e étage. 0,0523
Section de l'orifice de sortie des lieux d'aisances. . . . 0,0314

Je ne transcris ici qu'une partie des expériences que j'ai faites pour mesurer la ventilation du pavillon n° 4.

Première série.

Air poussé en une heure par la machine, 3592 m. c. ; par lit 62 m. c.
Air entrant dans les salles :

	Poêle.	Orifice.	Petite chambre.	Total.	Par lit.
Rez-de-chaussée .	950	250	0	1200	66,6
Premier étage. .	1002	196	196	1394	69,7
Deuxième étage. .	1000	331	300	1631	81,5
				Moyenne...	72,6

Température extérieure, 4 degrés.

Temp. de l'air du poêle, rez-de-chaussée	34°,0	1er étage, 34°,	2e 31°
Température de l'orifice.	39°,5.	— 39°,	— 36°
Température de la salle.	16°,0.	— 15°,	— 15

Air sortant du rez-de-chaussée, total. . . 715... par lit 39,7 m. c.
Air sortant du premier étage. . . . . 703... par lit 35,1
Air sortant du deuxième étage. . . . . 553... par lit 27,6

Moyenne. . 34,1

Volume d'air sortant par la cheminée par heure et par lit . . . . 30 m. c.

Deuxième série.

Air poussé par la machine en 1 heure. 3524$^{m.c.}$ par lit 60,7
Air entrant dans les salles :

	Poêle.	Orifice.	Petite chambre.	Total.	Par lit.
Rez-de-chaussée .	1306	288	0	1324	73,5
1^{r} étage.	826	211	223	1260	63
2e étage.	970	288	277	1335	66,7
				Moyenne. .	67,7

Température extérieure . . . . 4°,7
Température de l'air du poêle :
Rez-de-chaussée. . . . . 34°,8
1er étage. 30
2e étage. 30
De l'orifice :
Rez-de-chaussée . . . . 26°,2
1er étage. 25
2e étage. 24
De la salle :
Rez-de-chaussée 15
1er étage 15
2e étage . . . . 14 ,5
Air sortant par les canaux :

Rez-de-chaussée. . .	905 . . .	par lit.	50,2
1er étage	690 . . .	—	34,5
2e étage	645 . . .	—	32,4
		Moyenne. . .	39

Air sortant par la cheminée. 30$^{m.c.}$ par heure et par lit.

L'examen des chiffres inscrits dans les deux séries qui précèdent donne lieu à plusieurs observations. On remarque d'abord que le volume d'air poussé par la machine est toujours plus faible que celui qui entre réellement dans les salles. La différence est fournie par l'air qui entre par l'orifice latéral, et par celui de la chambre à deux lits. Cet air aspiré et échauffé par le conduit de fumée qui est une source accessoire, a cependant son importance, puisque son volume est au moins le dixième du volume total. C'est cet air qui sert d'ailleurs presque exclusivement à la ventilation des chambres à deux lits. L'idée de mettre ainsi à profit la chaleur du conduit de fumée est donc très bonne.

On remarquera aussi que le volume d'air sortant par les canaux d'évacuation, et, en définitive par la cheminée, n'est guère que la moitié de celui qui entre par le poêle et les autres orifices d'introduction. Le reste s'échappe de la salle par les joints des portes et fenêtres. Cette différence tient évidemment à celle des surfaces d'introduction et de sortie de l'air. Au deuxième étage, par exemple, la section totale des orifices d'entrée est de $0^{m},646$, tandis que celle des orifices de sortie n'est que $0^{m},262$; pour que tout l'air entrant pût sortir par ces orifices, il lui faudrait prendre une vitesse double : ce qui ne peut avoir lieu.

A l'hôpital La Riboisière, les choses sont mieux disposées dans les salles ventilées par MM. Thomas et Laurens : la surface d'introduction par les poêles est de 0,876, et les sections des dix-neuf canaux d'évacuation forment un total de 0,846, auquel il faudrait encore ajouter les surfaces des orifices des lieux d'aisances. Ces deux surfaces d'entrée et de sortie sont presque identiques et l'air sort bien plus régulièrement. Pour que tout l'air entrant dans les salles pût en sortir par les canaux d'évacuation, il devrait prendre une vitesse de $1^{m},27$ par seconde, et l'expérience directe m'a démontré que cette vitesse était, en effet, toujours supérieure à 1 mètre par seconde.

Les canaux d'évacuation de l'hôpital Beaujon sont donc trop petits ou trop peu nombreux. C'est un inconvénient que j'avais prévu en faisant la description de l'appareil et qui se trouve justifié par expérience. J'ai indiqué plus haut les raisons données par le constructeur, pour répondre à mon objection.

Au reste, je dois dire que cet inconvénient n'est pas très grave, car l'air entré dans les salles finit toujours par en sortir, soit par les canaux, soit par les joints des croisées, toujours assez mal établies pour venir au secours du constructeur.

Dans ce système de ventilation, par injection, la chose importante, c'est l'entrée de l'air ; le chemin qu'il prend pour sortir est d'un intérêt plus secondaire. — L'air entrant par les poêles a une vitesse d'environ 40 à 45 centimètres par seconde. Aussi cet air ne donne jamais lieu, même à une petite distance, à des courants désagréables.

L'air qui entre par l'orifice de la paroi antérieure de la salle acquiert une vitesse beaucoup plus considérable. Elle est d'environ 2 mètres par seconde. Mais comme l'air qui entre ainsi n'est jamais que le dixième du volume total, le courant est situé loin des malades et dirigé dans l'axe de la salle.

Influence de l'ouverture des portes et des fenêtres. — J'ai cherché à déterminer, par expérience, quelle était l'influence que l'ouverture des portes et des fenêtres pouvait exercer sur l'entrée et la sortie de l'air dans la ventilation par injection.

Je n'ai pas opéré sur le volume total d'air en mouvement, je me suis contenté de voir ce qui arrivait pour un orifice d'entrée du poêle et pour un des canaux d'évacuation.

Voici les résultats obtenus :

Dans la salle du rez-de-chaussée, pendant que la machine faisait passer dans le tuyau porte-vent inférieur 57$^{m.c.}$,5 d'air par heure et par malade.

1° Portes et croisées fermées :

Air entrant en une heure par un des orifices du poêle.	248$^{m.c.}$
Air sortant par un des orifices d'évacuat.	216

2° Les croisées sont fermées, la porte de la salle donnant sur la cage de l'escalier est ouverte, celle qui donne sur la cour est fermée :

Air entrant par le poêle	270$^{m.c.}$
Air sortant par le canal	162

3° La porte de la cour et celle de l'escalier sont ouvertes :

Air entrant par le poêle	270$^{m.c.}$
Air sortant par le canal	155

4° Les portes sont fermées, une croisée ouverte :

Air entrant par le poêle	302 m.c.
Air sortant par le canal	187

5° Portes et croisées fermées. On arrête la machine :

Air entrant par le poêle	164 m.c.
Air sortant par le canal	144

Ces expériences démontrent d'abord que l'ouverture des portes et des fenêtres ne change pas le mouvement général de l'air, et ne fait jamais refluer dans la salle l'air vicié qui est déjà engagé dans les canaux d'évacuation. J'avais déjà observé un fait semblable à l'hôpital La Riboisière, où j'avais fait des expériences analogues pour répondre à une des objections qui avaient été faites au système de ventilation par injection.

Ces expériences prouvent, en outre, que l'ouverture des portes et des croisées facilite l'arrivée de l'air par le poêle, tandis qu'elle diminue le volume de celui qui s'échappe par les canaux d'évacuation, en lui offrant une issue plus facile.

Dans la cinquième expérience, la machine étant arrêtée, le volume de l'air entrant par le poêle diminue considérablement ; il entre alors seulement par suite des différentes températures.

Avec ce volume ainsi réduit, les canaux d'évacuation suffisent à l'extraction de l'air, et l'on voit les volumes d'air entrant et sortant, différer très peu l'un de l'autre.

Dans mon mémoire sur la ventilation de l'hôpital La Riboisière, j'ai dit que dans le système par injection, l'air sortant des poêles devait en vertu de sa vitesse et de sa légèreté spécifique qu'il doit à sa température, monter à la partie supérieure de la salle, s'étaler en nappe et redescendre ensuite couches par couches.

Au moyen de l'anémomètre, j'avais suivi la direction de cette colonne d'air ascendante ; mais à une certaine hauteur, le courant devient nécessairement trop faible pour faire mouvoir un anémomètre.

Afin de suivre le mouvement de l'air sortant du poêle des salles de Beaujon, j'ai produit de la fumée à l'orifice de sortie, et il m'a été facile de suivre ses mouvements jusqu'au plafond.

J'ai fait une autre expérience concluante; j'ai disposé à diverses hauteurs, sur une même verticale, des bandelettes de papier blanc, imbibées d'acétate de plomb; j'ai ensuite engagé dans le poêle même l'extrémité d'un tube recourbé communiquant avec un ballon dans lequel se produisait de l'hydrogène sulfuré. Ici le gaz produit est plus dense que l'air, il ne peut donc pas s'élever naturellement en vertu de sa légèreté spécifique comme le fait la fumée; de plus, sa direction à sa sortie du tube était en sens contraire de celle de l'air arrivant par le poêle. Cependant au bout d'une minute de dégagement de l'hydrogène sulfuré, la couleur blanche du papier avait disparu; les bandelettes inférieures étaient très colorées, la coloration allait en diminuant à mesure que l'on s'élevait, mais elle était encore très sensible pour les bandes qui étaient placées à une très petite distance du plafond. En plaçant des bandelettes près du plafond, mais à une certaine distance de la colonne ascendante, elles se sont colorées, mais moins fortement que celles qui étaient situées dans le courant direct.

Cette expérience démontre, je crois, que le courant d'air a la direction que j'avais indiquée et que l'on pouvait au reste prévoir *à priori*.

Mesure des pressions. — La disposition employée pour comparer la pression de l'air des salles avec la pression extérieure est une de celles qui ont été adoptées dans des expériences analogues faites à l'hôpital La Riboisière.

Dans le châssis de l'une des croisées du rez-de-chaussée, j'ai pratiqué un trou dans lequel j'ai engagé horizontalement un tube de verre qui se recourbait ensuite, de manière à donner deux branches parallèles formant manomètre. Le liquide introduit dans l'appareil était de l'éther sulfurique ordinaire. L'une des branches traversant la croisée communiquait avec l'extérieur, tandis que l'autre s'ouvrait librement dans la salle. La différence de niveau des deux colonnes liquides était mesurée au moyen d'un cathétomètre pouvant donner des centièmes de millimètre. Le compteur de l'anémomètre Van Hecke était placé à l'origine du conduit porte-vent, et servait à indiquer le volume d'air que la machine poussait pendant cette expérience.

Avec une ventilation de 55 mètres cubes par heure et par lit, je n'ai pas constaté de différence sensible entre les pressions intérieure et extérieure.

Afin de voir si cette différence deviendrait mesurable dans des circonstances tout à fait exceptionnelles de ventilation, j'ai cherché à augmenter autant que possible la pression intérieure; pour cela, j'ai fermé la clef du tuyau qui du rez-de-chaussée conduit l'air aux étages supérieurs. Cette clef ne produit pas une clôture hermétique, elle ferme le tuyau aux sept huitièmes environ. La ventilation porte ainsi presque exclusivement sur le rez-de-chaussée.

Le volume d'air poussé par la machine étant alors de 2,864 mètres cubes par heure, celui qui s'arrête au rez-de-chaussée est de 2,506 mètres cubes, c'est-à-dire de 139 mètres cubes par heure et par lit.

Dans ces conditions, afin de retarder autant que possible la sortie de l'air, j'ai bouché les quatre canaux d'évacuation.

L'expérience a commencé à 4 heures 3 minutes. Après 38 minutes de clôture, j'ai commencé à prendre les mesures.

J'indique dans le tableau ci-dessous le moment précis de l'observation, et l'excès de la pression intérieure sur la pression extérieure. Cet excès est exprimé en millimètres d'éther.

Heure.	5h 8′	5h 12′	5h 13′	5h 15′	5h 18′
Différences des pressions.	0mm,76	0mm,90	0mm,96	0mm,78	0mm,80

Heure.	5h 20′	5h 22′	5h 24′	5h 25′	5h 27′	5h 28′
Diff. des press.	0mm,88	0mm,74	0mm,82	0mm,98	0mm,90	0mm,94

Toutes ces expériences donnent pour l'excès de la pression intérieure sur la pression extérieure une moyenne de 0,86.

La température extérieure était de 1°,5 au commencement de l'expérience; celle de la salle qui n'était que de 15 degrés, a atteint 18 degrés à la fin.

Ainsi après une heure de clôture, aussi complète que l'on pouvait l'obtenir, et avec une ventilation de 139 mètres cubes par heure et par lit, la pression intérieure ne surpassait la pression extérieure que d'une quantité très minime, n'atteignant par 1 millimètre d'éther. Pendant ce temps, il était entré dans une salle de 750 mètres cubes de capacité, un volume d'air de 2,106 mètres cubes.

Ces expressions démontrent que dans le système de ventilation par injection, on n'est pas exposé, comme quelques médecins l'avaient craint, à voir la pression intérieure augmenter considérablement et placer ainsi les malades dans une atmosphère d'air comprimé. — J'ai déjà été conduit à une conclusion semblable, à la suite d'expériences analogues faites à l'hôpital La Riboisière.

Dynamomètre ou indicateur. — Sous ce nom, M. Van Hecke désigne un petit instrument placé dans la cheminée et dont j'ai donné une idée dans la description générale de l'appareil. Cet indicateur est destiné à donner une idée approximative de l'état de la ventilation.

Celui dont je veux parler ici est analogue à celui que j'ai décrit, et se trouve placé dans le conduit porte-vent inférieur. Les oscillations du disque sont transmises à l'aiguille d'un cadran placé dans la pièce où se trouve la machine, et qui n'est visible que pour le chauffeur.

En examinant avec soin les mouvements de l'aiguille lorsque la machine marche avec une régularité parfaite, on lui voit décrire des oscillations considérables, passer par exemple brusquement de la division 5 à la division 8, sans que rien dans la vitesse du piston puisse les expliquer.

Ces oscillations tiennent, selon moi, à ce que le disque du dynamomètre qui est très mobile se trouve placé près du point où le conduit porte-vent d'abord horizontal, se recourbe pour devenir vertical. Il doit se faire en ce point des réflexions irrégulières sur la paroi du conduit, réflexions qui doivent produire des différences de vitesses dans les veines fluides qui composent la colonne d'air. Ce disque sera plus ou moins dévié suivant qu'il sera frappé momentanément par l'une ou l'autre de ces veines variables. Ses oscillations indiquent donc qu'il y a, dans le conduit, de l'air animé d'un mouvement sans cesse variable, mais ne peuvent fournir aucune indication précise sur le volume d'air qui passe dans un temps donné. Un instrument qui indique 5 ou 8 dans deux instants successifs de la production d'un même phénomène ne peut pas en donner une mesure exacte. Cet indicateur n'indique rien d'utile, puisqu'il dit seulement que l'air est en mouvement dans le conduit porte-vent.

Le dynamomètre qui est placé dans la cheminée où le courant d'air est beaucoup plus régulier, n'est pas dans le même cas ; il peut fournir, comme on le verra plus loin, des indications réellement très utiles, et mérite à tous égards d'être conservé.

Ventilation par appel.

Dans l'étude du système de ventilation par appel, on retrouvera des séries d'expériences analogues à celles que j'ai décrites à l'occasion du système par injection. L'ordre suivi et les procédés de mesure sont les mêmes dans les deux cas, ce qui me permettra d'abréger les détails.

Le ventilateur étant placé dans la cheminée d'appel, je lui ai fait communiquer des vitesses croissantes et j'ai mesuré les volumes d'air débités. Ces déterminations ont été faites avec l'anémomètre Van Hecke et avec celui de M. Combes. Les résultats ont été semblables. Une partie de ces mesures ont été faites par la commission, qui devait s'assurer si l'appareil de M. Van Hecke, agissant par appel, remplissait les conditions du cahier des charges.

Voici les résultats obtenus :

Coups de piston par minute.	Volume d'air aspiré en une heure.	Volume d'air par heure et par lit.
41	2739 m. c.	47,2 m. c.
50	3078	53
52	3262	56
60	3519	60,6
66	3784	65,2
75	4140	71,3
78	4291	74
84	4389	75,7
88	4635	80
102	4891	84

Ce tableau démontre que la machine marchant avec une vitesse modérée de 60 coups de piston par minute, aspire le volume d'air réclamé de M. Van Hecke (1).

(1) On remarque ici que les volumes d'air débités ne sont pas proportionnels aux nombres des coups de piston. Cela ne tient pas au système par appel, mais bien à la disposition particulière de la transmission du mouvement. En effet, le mouvement de la machine, située au rez-de-chaussée, est transmis aux appareils du grenier au moyen d'une corde en gutta-percha, qui monte d'abord verticalement au sommet de l'édifice, à 16 mètres environ de hauteur, puis le mouvement se réfléchit horizontalement, et se communique au moyen d'une nouvelle corde qui parcourt dans cette direction un trajet de 9 mètres. Or, quand la machine est animée d'une vitesse assez grande, cette corde horizontale oscille considérablement ; ces mouvements, qui ont lieu dans un sens perpendiculaire à celui de la transmission, doivent occasionner une perte dans la force qui fait tourner le ventilateur. Aussi cette différence de proportionnalité, entre les volumes et le nombre des coups de piston, est-elle surtout sensible pour les très grandes vitesses. Quand le ventilateur est en bas, les mêmes différences ne se remarquent pas, parce que la transmission du mouvement est plus directe.

J'ai donné par moment une grande vitesse à la machine, pour connaître le maximum d'effet que l'on pourrait produire; mais ce sont des circonstances exceptionnelles que l'on ne pourrait continuer d'une manière permanente sans fatiguer beaucoup la machine.

Voici deux des séries d'expériences que j'ai faites pour mesurer l'air entrant et sortant des salles, sous l'influence de la ventilation par appel, agissant avec des intensités différentes.

Première série.

Air entrant dans les salles en une heure :

	Poêle.	Orifice.	Petite Chambre.	Total.	Par lit.
Rez-de-chauss.	648 m. c.	156 m. c.	» m. c.	804 m. c.	44,6 m. c.
1er étage.	756	75	162	993	49,6
2e étage.	884	115	252	1251	62,5
			Moyenne.		52,2

Température extérieure, 4 degrés :

Id. du poêle :	rez-de-ch.	32,5.	1er étage,	32,5.	2e étage	32
Id. de l'orifice :	—	29,5.	—	25	—	34
Id. de la salle :	—	16	—	15,5	—	16,1

Air sortant du rez-de-ch.	total :	1,049 m. c.	par lit :	52 m. c.
Id. 1er étage,	—	1,179	—	58,9
Id. 2e étage,	—	1,110	—	55,5
		Moyenne.		55,5

Le volume d'air sortant par la cheminée, par heure et par lit, est de 62,6.

De là on conclut :

Air sortant des salles.	55,5 m. c.
Air entrant (poêle, orifices. etc.).	52,2
Air entrant par les joints des croisées.	3,3
Air sortant par la cheminée.	62,6
Air entrant du grenier dans la cheminée. . . .	7,1

Deuxième série.

Air entrant dans les salles en une heure :

	Poêle.	Orifice.	Chambre.	Total.	Par lit.
Rez-de-ch. .	691	142	»	833	46,2
1er étage. . .	705,6	111,6	158,4	975	48,7
2e étage. . .	920	288	169	1,377	68,8
			Moyenne.		54,6

Température extérieure, 4 degrés.

Temp. du poêle :	Rez-de-ch.	33	1er étage	35	2e étage	34.
Id. de l'orifice :	—	33	—	21	—	29.
Id. de la salle :	—	16	—	16	—	16.

Air sortant du rez-de-ch.	total : 1,308	par lit :	65,4m. c.
Id. 1er étage,	— 1,484	—	74,3
Id. 2e étage,	— 1,702	—	85,1
	Moyenne.		74,9

Volume d'air sortant par la cheminée, par heure et par lit, 80,6m. c.

De là on conclut :

Air sortant de la salle.	74,9
Air entrant (poêle, orifice, etc.).	54,6
Air entrant par les joints des croisées.	20.3
Air sortant par la cheminée.	80,6
Air entrant du grenier dans la cheminée.	5,7

D'après les expériences nombreuses que j'ai faites sur le système par appel établi à l'hôpital La Riboisière, j'ai été conduit à formuler un reproche capital que je résumais ainsi :

Lorsqu'on mesure simultanément l'air qui entre par les poêles à la partie centrale de la salle, et celui qui sort par la cheminée d'appel, on constate que pour un débit de 80 mètres cubes par la cheminée, le volume d'air entrant par les poêles n'atteint pas 40 mètres cubes ; de sorte que plus de la moitié de l'air débité par la cheminée est entré dans les salles par les joints des croisées. Cet air qui entre ainsi accidentellement par les croisées, au voisinage des canaux d'évacuation est attiré par eux, s'y rend directement sans se mélanger à l'air de la salle et sans ventiler efficacement. De telle sorte que lorsque d'après le débit de la cheminée, on croit avoir une ventilation de 80 mètres cubes par heure et par malade, on n'a réellement qu'une ventilation utile qui n'atteint pas 40 mètres cubes.

Dans le système de ventilation que M. Van Hecke a établi à Beaujon, il a évité en grande partie ce grave défaut ; c'est ce que prouvent les expériences précédentes. Si l'on compare en effet les volumes d'air entrant dans les salles avec ceux qui en sortent par les canaux d'évacuation, on voit que les différences ne sont pas très grandes et n'atteignent jamais à beaucoup près celles qui se présentent dans le système établi à La Riboisière. Il résulte de là que la plus grande partie de l'air débité par la cheminée d'appel de M. Van Hecke produit un effet utile. J'ai fait une expérience destinée à montrer le trajet que suit l'air qui entre par les joints des croisées, pendant la ventilation par appel.

J'ai percé un trou au châssis de l'une des croisées de l'angle de la salle, voisine par conséquent d'un canal d'évacuation. A l'intérieur de la salle, j'ai placé des bandes de papier imprégnées d'acétate de plomb en les disposant à diverses distances dans deux directions : l'une perpendiculaire au plan de la croisée, l'autre allant obliquement du trou au canal d'évacuation. Cela fait, je me suis placé en dehors de la salle et j'ai produit au-devant du trou du châssis de la croisée un dégagement d'hydrogène sulfuré. Une partie de ce gaz pénétrait par le trou, dans la salle où l'attirait la ventilation par appel. Après quelques minutes l'expérience a été arrêtée, et en examinant alors les bandelettes de papier, j'ai reconnu que la coloration du sel de plomb avait atteint les bandes situées dans la direction de la bouche d'appel, à une distance beaucoup plus grande que celles qui étaient sur la ligne perpendiculaire au plan de la croisée. — Puisque l'air qui pénètre par les joints des croisées se dirige en grande partie et presque immédiatement vers le canal d'évacuation, il n'est pas difficile de comprendre pourquoi il ne produit presque pas d'effet utile (1).

---

(1) Après la publication de mon *Mémoire sur le chauffage et la ventilation de l'hôpital La Riboisière*, M. Duvoir a cherché à le réfuter, et à défendre son système que je trouve mauvais. Je ne fais pas comme lui, et je ne me plains pas de la critique; la discussion doit être libre pour tout le monde : le lecteur jugera. Je dois dire seulement que M. Duvoir n'ayant attaqué aucune de mes expériences, elles restent intactes.

De son côté, M. Boudin a publié dans les *Annales d'hygiène* un article dans lequel il reproduit les objections de M. Duvoir. Cette similitude me mettait dans un grand embarras, pour savoir lequel des deux auteurs avait inspiré l'autre; mais elle avait l'avantage de me permettre de faire aux deux articles une même réponse : c'est ce que j'ai fait dans les *Annales d'hygiène*, tome VI. Je n'ai pas l'intention de reproduire ici cette réponse, j'y ajouterai seulement quelques mots qui n'ont pu trouver place dans ce journal.

M. Boudin me taxe de partialité (page 5) : c'est une accusation que je signale, mais à laquelle je ne crois pas devoir répondre, surtout quand elle m'est adressée par M. Boudin, qui a tant écrit sur la ventilation par appel.

M. Boudin n'admet pas que les pharmaciens puissent traiter cette question d'hygiène, surtout quand ils ont le mauvais goût de ne pas être de

Mesure des pressions. — La disposition employée pour comparer les pressions intérieure et extérieure est la même que pour la ventilation par injection. Les expériences ont été faites au rez-de-chaussée.

---

son avis. Je ne chercherai pas à le dissuader ; il me suffit de savoir que cette manière de voir a quelque peu vieilli. Les médecins en ont fait justice, et ils acceptent maintenant volontiers le concours des pharmaciens dans les questions où l'on peut appliquer la chimie et la physique.

M. Boudin m'adresse un reproche plus grave, et sur lequel je veux m'arrêter. Il émet des doutes sur l'exactitude de mes expériences, non pas en s'appuyant sur celles qu'il a faites, car M. Boudin paraît ne pas aimer ce procédé généralement employé dans les discussions scientifiques. Il se base sur des mesures prises par M. Livet, lieutenant-colonel du génie, chargé, par M. le ministre de la guerre, d'étudier les divers systèmes de chauffage et de ventilation. Afin de me renseigner sur ces assertions, je pris la liberté d'écrire à M. Livet, qui me fit l'honneur de me répondre que les expériences dont on parlait, et dont M. Duvoir avait été averti, quoi qu'en dise M. Boudin, n'étaient que des essais préliminaires, les expériences définitives devant avoir lieu le 7 octobre. MM. Duvoir, Thomas et Laurens, étaient prévenus à l'avance, et devaient assister aux expériences que l'on devait faire dans les deux pavillons du milieu. M. Livet voulut bien m'engager à me trouver à cette réunion. Voici ce qui eut lieu ; le lecteur verra si M. Boudin avait raison :

M. Livet avait apporté un anémomètre ; M. Duvoir avait le sien, qui était tenu par M. Guérin, ingénieur attaché à son établissement. Les expériences étaient faites simultanément par les deux opérateurs. Voici les résultats obtenus :

Premier étage. — Salle Sainte-Joséphine.

	M. Livet.	M. Duvoir.
Air entrant par les poêles	39,6	39
Air sortant par les canaux	68,9	70
Air sortant par la cheminée	86,1	86,1

Deuxième étage. — Salle Sainte-Claire.

	M. Livet.	M. Duvoir.
Air entrant par les poêles	45,2	44,1
Air sortant par les canaux	81,8	84,8
Air sortant par la cheminée	88,1	88,1

En prenant la moyenne de ces quatre séries, on trouve pour l'état de la ventilation de ces deux salles :

Air entrant par les poêles	41,9
Air sortant par les canaux	76,4
Air sortant par la cheminée	87,1

D'où l'on conclut :

Air entrant par les portes et fenêtres	34,5
Air entrant du grenier dans la cheminée	10,7

J'avais dit dans ma thèse que lorsqu'il sortait d'une salle 82 mètres cubes d'air par heure et par lit, il en entrait seulement 35 par les poêles, c'est-à-dire les 0,43 ; les nombres qui précèdent donnent pour ce même

Avec une ventilation de 55 mètres cubes par heure et par lit, la différence de niveau des deux colonnes d'éther était à peine mesurable, mais l'excès de la pression extérieure était mis en évidence, en approchant des fentes des croisées la flamme d'une bougie.

J'ai fermé complétement les canaux d'évacuation du premier et du deuxième étage, de manière à faire porter exclusivement la ventilation sur le rez-de-chaussée ; elle était alors de 117 mètres cubes par heure et par lit. La clôture des canaux a eu lieu à 3 heures 20 minutes ; à 3 heures 30 minutes, j'ai commencé à prendre les mesures.

La première colonne du tableau suivant indique le moment de l'observation ; la seconde renferme les excès de la pression extérieure sur la pression intérieure, exprimée en millimètres d'éther.

3h 30′	3h 35′	3h 38′	3h 43′	3h 48	4h
0 ,42	0 ,64	0 ,72	0 ,66	0 ,82	0 ,68′

La moyenne de toutes ces différences de pression est 0mm,65.

---

rapport 0,48. On voit que les expériences de M. Livet confirment les miennes. La légère différence qu'elles présentent s'explique facilement par cette considération que j'opérais à l'insu des parties intéressées, leurs appareils fonctionnant dans les conditions ordinaires, tandis que M. Livet opérait en leur présence, après les avoir prévenus à l'avance. Il est permis de croire qu'ici rien n'aura été négligé pour montrer les appareils sous le jour le plus favorable.

Pendant cette visite, il s'est produit deux incidents qui offrent de l'intérêt. La chambre à deux lits du premier étage présentait une odeur tellement infecte, que nous pouvions à peine la supporter. Cette infection fut d'abord attribuée à deux baquets remplis de liquide placés dans les lieux d'aisances, qu'on disait contenir de l'urine putréfiée ; vérification faite, ce liquide se trouva être de l'eau pure. Les anémomètres nous donnèrent bientôt l'explication de ce fait, car, placés à l'orifice des cuvettes, ils restèrent dans le repos le plus absolu. Le poêle de la chambre à deux lits accusa la même immobilité, et l'absence complète de toute ventilation dans ces deux pièces.

Dans la salle d'accouchements, la religieuse chargée du service répondit à M. Livet, qui la questionnait à ce sujet, que la salle présentait ordinairement une odeur sensible, quoique supportable ; mais que, quand une malade exhalait une mauvaise odeur, on en était bientôt averti, parce que *cette odeur se répandait dans toute la salle.* — Voilà ce qui a lieu dans la salle Sainte-Anne *en présence et malgré l'extraction la mieux dirigée,* pour me servir des expressions de M. Boudin.

Dans cette même visite, M. Livet a fait une série d'expériences dans le pavillon du milieu, ventilé par MM. Thomas et Laurens. L'anémomètre, placé dans le grand tuyau porte-vent, a accusé le passage de 125 mètres cubes d'air par heure et par malade.

Dans les salles, on a trouvé pour l'air entrant par les poêles 74m.c.,6, et pour l'air sortant par les canaux d'évacuation, 80 mètres cubes par heure et par lit. On n'a pas mesuré le volume d'air entrant dans la salle par le caniveau placé dans la ligne médiane.

Ces résultats sont encore conformes aux miens.

Ces différences sont très faibles et sont, en sens inverse, du même ordre de grandeur que celles que l'on observe dans la ventilation par injection. Dans l'un et l'autre cas, elles n'ont aucune importance. Si l'on passait brusquement des circonstances exagérées de la ventilation par appel aux circonstances également exagérées de la ventilation par injection, la différence de pression dans ces deux cas ne serait encore que de 1mm,5 d'éther, c'est-à-dire insignifiante.

Graduation du cadran du dynamomètre. — J'ai dit dans la description générale que M. Van Hecke avait placé dans la cheminée d'évacuation un dynamomètre ou disque mobile sous l'influence du courant d'air, et transmettant ses mouvements à des aiguilles indicatrices placées aux divers étages. L'aiguille peut parcourir un quart de circonférence portant des divisions de 0 à 8 et correspondant aux dizaines de mètres cubes d'air qui passent par la cheminée par heure et par lit. Ainsi quand l'aiguille marque par exemple 6 sur le cadran, la ventilation doit se faire à raison de 60 mètres cubes par heure et par lit. J'ai voulu m'assurer de l'exactitude de la graduation et j'ai mesuré dans ce but les volumes d'air passant dans la cheminée pour les diverses divisions du cadran. J'ai vu par là que la division n'était pas parfaitement exacte, quoique s'écartant peu de la vérité. Je ne transcris pas ici cette série d'expériences, qui n'offrirait que peu d'intérêt pour le lecteur. J'en ai remis les résultats à M. Van Hecke, qui doit faire à son indicateur les corrections nécessaires. Cet indicateur offrira alors un avantage réel en permettant aux médecins arrivant à leur visite de s'assurer d'un coup d'œil de l'état de la ventilation et en donnant aux employés de l'administration le moyen d'exercer un contrôle facile à un moment quelconque.

Comparaison directe des deux systèmes.

J'ai fait quelques expériences pour voir quels étaient, pour le changement de l'atmosphère d'une salle, les effets d'un même volume d'air déplacé par injection ou par appel. Pour cela j'ai comparé le temps qu'exigeaient pour changer complétement l'atmosphère d'une salle, la ventilation par appel et la ventilation par injection agissant avec la même énergie.

Voici comment j'ai opéré :

J'ai arrêté la machine, et j'ai fermé les orifices d'entrée et de sortie de l'air, de manière à supprimer complétement la ventilation. Les portes et les fenêtres du premier étage étant fermées, j'ai versé peu à peu, sur une pelle rougie au feu, un demi-flacon de vinaigre aromatique. Les vapeurs ont bientôt rempli la salle, dans tous les points de laquelle l'odeur était très forte. J'ai noté l'heure et j'ai fait marcher la ventilation, agissant par injection.

Le volume total d'air poussé par la machine était de 3904 mètres cubes, et celui qui entrait au premier étage de 1157 mètres cubes par heure.

De temps à autre, je sortais de la salle où je rentrais ensuite pour mieux apprécier l'odeur qui diminuait. Vers la fin de l'expérience, je montais auprès de la cheminée d'évacuation qui concentre le courant d'air, et forçant cet air à passer par un petit orifice disposé à cet effet, je pouvais, en approchant, percevoir des traces d'odeur qui, dans la salle, auraient échappé par leur diffusion. — Au bout de 50 minutes de ventilation par injection, l'odeur avait complétement disparu. — Pendant ce temps, il était entré dans la salle 964 mètres cubes d'air. La capacité de la salle est d'environ 750 mètres cubes.

J'ai répété cette expérience avec la ventilation par appel et en employant l'autre moitié du flacon de vinaigre aromatique. — Le volume total d'air passant par la cheminée d'appel était de 3926 mètres cubes par heure, et celui qui était extrait de la salle pendant le même temps de 1241 mètres cubes. — L'odeur a exigé, pour disparaître, une heure dix minutes. — Pendant ce temps, la ventilation avait extrait de la salle 1448 mètres cubes, c'est-à-dire un volume à peu près double de celui de la salle elle-même ; il a donc fallu un volume d'air beaucoup plus considérable en agissant par appel qu'en opérant par injection pour obtenir le même résultat : faire disparaître une même quantité de vapeur aromatique.

Dans l'expérience précédente, pendant qu'il sort de la salle 1448 mètres cubes d'air, il en entre 797 par le poêle et l'orifice placé près de la ligne médiane. Ce nombre est peu différent de 964 qui a été mis en mouvement dans la ventilation par injection ; l'effet utile est presque exclusivement produit par l'air qui entre par le poêle et l'orifice, c'est-à-dire par la partie centrale de la salle. Presque tout celui qui entre par les joints des croisées glisse le long des murs, gagne les canaux d'évacuation sans se mélanger et sans purifier l'atmosphère ambiante.

J'ai répété cette double expérience avec une vitesse différente imprimée à la machine. La ventilation par injection n'a exigé que 45 minutes pour faire disparaître une quantité de vapeur aromatique, qui, antérieurement, n'avait cessé d'être sensible qu'après 65 minutes de ventilation par appel. — Un résultat analogue a été obtenu en faisant brûler dans la salle des clous fumants qui l'avaient remplie d'une odeur très prononcée.

Enfin, une dernière expérience a été faite par M. Blondel, président de la Commission et moi, en présence de MM. le directeur et l'économe de l'hôpital Beaujon. — Nous avons fait sortir tous les malades de la salle du deuxième étage, que nous avons pu remplir d'une fumée intense en y faisant brûler une certaine quantité de foin imbibé d'eau. Nous avons fait agir la ventilation par pulsion et la fumée a été chassée au bout de 1 heure 25 minutes. Nous avons fait une autre expérience en employant la même quantité de foin pour obtenir à peu près la même quantité de fumée. Le ventilateur par appel a été mis en mouvement en donnant à la machine la vitesse qu'elle avait avant. Au bout de 1 heure 25 minutes, une partie de la fumée existait encore dans la salle. Cette expérience étant d'accord avec les précédentes, nous n'avons pas jugé nécessaire d'en attendre la fin. Toutes les croisées ont été ouvertes pour dissiper ce reste de fumée et pour permettre aux malades de rentrer dans la salle.

Nous avons essayé de voir comment avait lieu le renouvellement de l'atmosphère, et dans quel ordre se faisait le départ des diverses couches d'air. Pour cela, nous avons cherché à apprécier les degrés de netteté que nous offraient des caractères d'imprimerie regardés à la même distance, quand on les plaçait, en se mettant soi-même à diverses hauteurs, dans les différentes couches horizontales, depuis le parquet jusqu'au plafond. Ces expériences ne comportent pas sans doute un grand degré de précision ; je dois dire cependant qu'il nous a paru que les couches supérieures contenaient moins de fumée que les inférieures, tandis qu'avant de faire agir la ventilation, nous avions observé le contraire. Ce fait s'explique parfaitement en admettant, comme je l'ai dit, que la colonne d'air arrivant par la partie centrale de la salle, gagne la partie supérieure où elle s'étend en nappe, pour redescendre ensuite couches par couches, sous l'influence de l'appel qui a lieu par le bas, ou sous celle des nouvelles couches que le poêle fait toujours monter à la partie supérieure.

Toutes ces expériences réunies démontrent qu'un volume d'air agissant par injection et entrant par la partie centrale d'une salle, produit plus d'effet pour le renouvellement de l'atmosphère qu'un égal volume d'air extrait par appel et venant en partie par le centre, en partie par les joints des croisées. Ou bien encore que la ventilation par injection est préférable à la ventilation par appel.

Le désavantage de ce dernier mode de ventilation ne disparaîtrait que si l'on changeait complétement la disposition des orifices d'entrée et de sortie ; si l'on faisait, par exemple, arriver l'air neuf par les parties latérales, pour faire sortir l'air vicié par la partie centrale de la salle. L'air qui entrerait alors par les joints des croisées serait forcé de se mélanger à l'atmosphère ambiante et de suivre la même route que celui qui entrerait normalement.

La difficulté consisterait alors à faire disparaître les inconvénients qu'offrirait pour les malades le voisinage des orifices d'entrée de l'air frais ou chaud. Cette difficulté me paraît difficile à vaincre et je préfère la ventilation par injection. En hiver, la ventilation par injection offre encore l'avantage de ne laisser entrer dans la salle que de l'air chaud.

L'époque peu avancée de la saison d'hiver ne m'a pas permis de vérifier directement si la température des salles pourrait être maintenue à 16° pendant les grands froids, mais il est si facile de chauffer un pavillon avec un calorifère comme celui qui est installé à Beaujon, que je n'ai jamais eu de doutes à cet égard. Si j'en avais eu, ils auraient disparu en voyant la petite quantité de feu qui était nécessaire pour chauffer les salles pendant les deux ou trois jours de décembre où la température s'est abaissée au-dessous de zéro.

Dépenses.

L'installation des appareils de M. Van Hecke a coûté 23,000 francs. Dans cette somme se trouvent comprises les dépenses occasionnées par les fourneaux et tous les accessoires de l'office du rez-de-chaussée et par la construction de l'escalier conduisant du deuxième étage au grenier.

Cette dépense d'installation serait beaucoup moindre pour un bâtiment que l'on construirait et que l'on disposerait de manière à recevoir ce système de chauffage et de ventilation. Car les canaux en relief que l'on a été obligé de construire dans les salles et le reste de la canalisation, pourraient être placés dans l'épaisseur des murs où l'on ménagerait des vides qui n'entraîneraient aucuns frais. La dépense se bornerait pour ainsi dire à l'installation de la machine, du ventilateur et du calorifère.

Pour connaître la dépense occasionnée par le jeu de ce système de chauffage et de ventilation, M. Blondel, président de la Commission, a fait faire le relevé exact de la consommation de combustible dans les quatre pavillons de l'hôpital Beaujon, qui contiennent le même nombre de lits et sont placés dans les mêmes conditions.

Il résulte de ce relevé que pendant l'été, on brûle dans l'office, pour les besoins spéciaux de chaque pavillon, 36 kilogrammes de charbon de terre.

La machine de M. Van Hecke exige environ 70 kilogrammes par douze heures de travail ; la ventilation d'été occasionne donc une dépense de 34 kilogrammes de charbon par douze heures, et pour soixante malades. La houille coûtant 4 fr. 50 centimes les 100 kilogrammes, les frais de ventilation se traduisent en été par deux centimes et demi par jour et par malade, et cela en laissant perdre toute la vapeur produite par la chaudière.

En faisant le relevé de la dépense du charbon de terre du 28 octobre, commencement du chauffage des salles, au 10 décembre, jour où j'ai terminé mes expériences, et prenant une moyenne pour la consommation journalière pour cet intervalle de temps, on trouve les chiffre suivants :

Pavillon n° 1.	n° 2.	n° 3.	n° 4.
101 kil.	129 kil.	146. kil.	147 kil.

Le pavillon n° 1 n'est pas ventilé, il est chauffé par de grands poêles où l'on brûle de la houille, et par des poêles plus petits, qui ont consommé deux stères de bois en quarante-quatre jours. Pour avoir la consommation réelle de ce pavillon, il faudrait ajouter au chiffre indiqué plus haut le nombre de kilogrammes de houille correspondant au prix des deux stères de bois, ce qui porterait la consommation journalière à 119 kilogrammes.

Le pavillon n° 2 est chauffé et ventilé par le système de M. Léon Duvoir.

Le pavillon n° 3 n'est pas ventilé, il est chauffé au moyen d'un grand calorifère placé dans la cave.

Enfin le pavillon n° 4 est chauffé et ventilé par le système de M. Van Hecke.

Ce qui frappe à l'inspection du tableau précédent, c'est que le pavillon n° 3 qui n'est que chauffé, dépense plus de combustible que le pavillon n° 2 et autant que le pavillon n° 4, qui l'un et l'autre sont ventilés.

Si l'on ne comparait que les deux pavillons 3 et 4 on pourrait donc dire que la ventilation n'entraîne aucun surcroît de dépense.

Mais la machine de M. Van Hecke brûlant en réalité la même quantité de charbon en hiver qu'en été, la dépense relative à la ventilation est en réalité la même dans les deux saisons, c'est-à-dire deux centimes et demi par jour et par malade. Voilà ce qui a lieu actuellement.

Mais je vais plus loin et je dis que l'appareil de M. Van Hecke, au lieu d'occasionner une dépense, peut au contraire procurer, quand on le voudra, une économie notable.

En effet : dans l'état actuel, une très minime partie de la vapeur qui a fait marcher la machine est employée à chauffer l'eau nécessaire au premier et au deuxième étage, tandis que la presque totalité est perdue dans l'atmosphère, au lieu d'être utilisée. On pourrait l'employer à chauffer les bains qu'elle suffirait à alimenter d'eau chaude. Le calcul approximatif est facile à faire.

Un bain ordinaire exige 280 litres d'eau ; en supposant qu'il faille élever sa température de 25 degrés au-dessus de sa température naturelle, il faudra employer 7,000 unités de chaleur. En prenant 6,000 pour coefficient calorifique du kilo de houille, il est facile de voir qu'un bain demande pour être chauffé environ $1^{k},13$ de ce combustible. Or, la chaudière de M. Van Hecke brûlant 70 kilos de charbon par jour, et presque toute la vapeur pouvant être utilisée, elle suffira à chauffer environ 60 bains. A l'hôpital Beaujon, on donne en moyenne 60 bains par jour pendant l'été, et 30 seulement pendant l'hiver. La vapeur actuellement perdue, suffirait donc pour ce service.

Mais si l'administration reculait devant la dépense d'installation des canaux destinés à porter la vapeur aux bains, qui cependant ne sont pas très éloignés, elle pourrait encore utiliser cette vapeur en l'envoyant à la pharmacie qui touche presque au quatrième pavillon. L'installation des tuyaux occasionnerait très peu de frais et l'on pourrait ainsi, presque sans dépense, chauffer toute l'eau nécessaire à la préparation des médicaments. Dans ces deux cas, l'appareil de M. Van Hecke offrirait l'avantage de ventiler parfaitement le pavillon n° 4 et de procurer une économie notable en supprimant la dépense de combustible, faite par un des deux services généraux dont je viens de parler.

L'appareil étant installé dans les conditions que j'ai décrites, il ne reste plus qu'un parti à prendre pour en retirer tout l'avantage possible : *utiliser la vapeur actuellement perdue*.

Si l'on ne voulait pas ou si l'on ne pouvait pas en tirer parti, la machine de M. Van Hecke aurait dû être installée plus économiquement ; car on construit maintenant de petites machines à vapeur qui ne brûlent que 1 ou 2 kilos de charbon par heure et par cheval, tandis que celle de M. Van Hecke en consomme beaucoup plus.

Dans l'application d'un agent mécanique à la ventilation, il y a, en effet, deux circonstances à examiner et dont il faut toujours tenir compte. Ou bien, on a l'emploi de toute la vapeur qui a servi à faire marcher la machine et alors il importe peu que la machine emploie plus ou moins de force, parce que la chaleur employée se retrouve et peut être utilisée ; ou bien la vapeur ne devant pas ou ne pouvant pas être employée, il faut réduire autant que possible la force de la machine et employer des appareils perfectionnés qui exigent très peu de combustible. Voilà je crois, les principes qu'il ne faudrait jamais perdre de vue, quand on veut obtenir un bon résultat aux moindros frais possibles. Voici, au reste, comment peut se résumer la dépense annuelle en combustible pour le pavillon 4.

200 jours de chauffage à 150 kil. de charbon par jour, 30,000 kil.
165 jours d'été. . . . à 70 kil. de charbon par jour, 11,550 kil.

Au prix actuel de la houille, cette consommation coûte 31 francs par an et par malade pour le chauffage, la ventilation, et la fourniture d'eau chaude.

Pour le pavillon n° 3, en admettant encore 200 jours de chauffage à 150 kilos et 165 jours d'été à 36 kilos seulement, la dépense est de 27 francs par an et par malade pour la fourniture d'eau chaude et le chauffage sans ventilation.

Un calcul analogue, fait pour l'Hôtel-Dieu, donne pour la dépense annuelle du chauffage d'un malade 26 francs.

Si l'on utilise la vapeur perdue par la machine de M. Van Hecke, la dépense du pavillon n° 4 sera bien évidemment inférieure à celles auxquelles je viens de la comparer.

Ces faits me paraissent de nature à encourager les personnes qui désirent voir procurer aux malades les bienfaits d'une bonne ventilation.

Conclusions.

L'appareil que M. le docteur Van Hecke a établi dans le pavillon n° 4 de l'hôpital Beaujon remplit parfaitement les conditions imposées par le cahier des charges.

1° Il peut maintenir la température des salles à 16 degrés.

2° En marchant sans fatigue et d'une manière continue, sa machine peut fournir 60 mètres cubes d'air par heure et par malade. Les diverses parties de cet appareil sont disposées de manière à graduer les effets que l'on veut produire, à les mesurer exactement, et à ventiler à volonté par appel ou par injection.

3° Les expériences contenues dans ce mémoire ont démontré que la ventilation par injection devait cependant être préférée.

4° Quand il agit par appel, l'appareil de M. Van Hecke doit encore être préféré à ceux que nous connaissons, parce qu'il est établi dans de meilleures conditions, par suite desquelles le volume d'air entrant accidentellement par les joints des portes et fenêtres et ne produisant pas d'effet utile, se trouve considérablement diminué.

Les religieuses de l'hôpital Beaujon, qui entrent à toute heure dans les salles, s'accordent à dire que le pavillon de M. Van Hecke est le mieux ventilé de l'établissement. J'ai moi-même plusieurs fois constaté ce résultat pendant la longue série de visites que j'ai été obligé de faire à l'hôpital Beaujon. Les cabinets d'aisances sont surtout remarquables par l'absence complète de toute odeur. C'est un fait d'autant plus important à noter que je n'ai jamais rencontré dans aucun hôpital une désinfection aussi parfaite.

5° Dans les conditions actuelles d'installation en laissant perdre toute la vapeur, ce système réduit la dépense de la ventilation à deux centimes et demi par jour et par malade.

6° Le chauffage et la ventilation réunis ne coûtent pas plus cher que le chauffage seul du pavillon n° 3, voisin et placé dans les mêmes conditions.

7° En utilisant, comme il serait facile de le faire, la vapeur perdue, au chauffage de l'eau des bains ou de la pharmacie, cet appareil procurerait une économie considérable dans les dépenses de l'un de ces deux services.

Je me trouve ainsi conduit, à propos de ce système de chauffage et de ventilation, à la conclusion générale que je formulais à la fin de mon mémoire sur les appareils établis à l'hôpital La Riboisière : la ventilation par injection produite par un agent mécanique doit être préférée toujours à la ventilation par appel, et particulièrement dans les cas où l'on peut utiliser pour des chauffages divers la vapeur qui a servi à faire marcher la machine. C'est ce qui se présente toujours dans les hôpitaux.

[library stamp]

www.ingramcontent.com/pod-product-compliance
Ingram Content Group UK Ltd.
Pitfield, Milton Keynes, MK11 3LW, UK
UKHW022150190726
13855UKWH00004B/1418

9 782013 049085